CONTRIBUTION A L'ÉTUDE

DU

TRAITEMENT DE LA SYPHILIS

PAR LES

Injections de Cyanure de Mercure

PAR

Le Dr Léon MULLER

ANCIEN INTERNE DES HOPITAUX
ANCIEN AIDE D'ANATOMIE
LAURÉAT DE L'ÉCOLE DE MÉDECINE DE REIMS
ANCIEN EXTERNE DES HOPITAUX
INTERNE DE L'HOPITAL SAINT-JOSEPH DE PARIS

LIBRAIRIE MEDICALE ET SCIENTIFIQUE
JULES ROUSSET
PARIS. — 36, Rue Serpente. — PARIS
(EN FACE LA FACULTÉ DE MÉDECINE)

1901

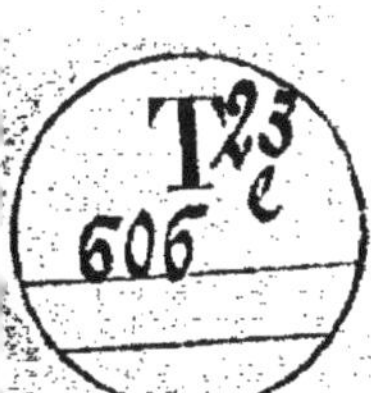

CONTRIBUTION A L'ÉTUDE

DU

TRAITEMENT DE LA SYPHILIS

PAR LES

Injections de Cyanure de Mercure

PAR

Le Dr Léon MULLER

ANCIEN INTERNE DES HOPITAUX
ANCIEN AIDE D'ANATOMIE
LAURÉAT DE L'ÉCOLE DE MÉDECINE DE REIMS
ANCIEN EXTERNE DES HOPITAUX
INTERNE DE L'HOPITAL SAINT JOSEPH DE PARIS

LIBRAIRIE MEDICALE ET SCIENTIFIQUE
JULES ROUSSET
PARIS. — 36, Rue Serpente. — PARIS
(EN FACE LA FACULTÉ DE MÉDECINE)

1901

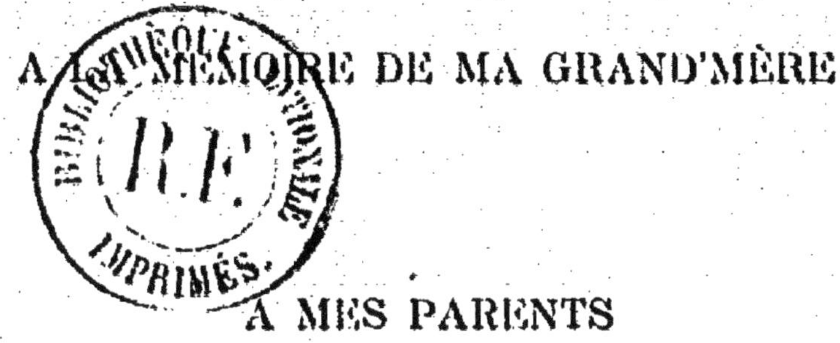

A LA MÉMOIRE DE MA GRAND'MÈRE

À MES PARENTS

Témoignage de reconnaissance

A MON GRAND-PÈRE

A MES ONCLES ET TANTES

A MES AMIS

A MON PRÉSIDENT DE THÈSE

M. LE PROFESSEUR BRISSAUD

Médecin des hôpitaux
Chevalier de la Légion d'honneur.

INTRODUCTION

Les travaux de ces dernières années ont établi, et ceci n'est plus à démontrer, l'efficacité extrême du mode hypodermique pour l'administration du mercure dans le traitement de la syphilis.

Les succès les plus nombreux ont été surtout obtenus avec les sels insolubles, mais leurs graves inconvénients, les accidents survenus dans nombre de cas ont fait de cette médication en quelque sorte une méthode d'exception. L'emploi des sels solubles est plus récent, et bien que leur réelle efficacité soit établie, ils sont cependant considérés comme moins actifs que les précédents, par beaucoup d'auteurs qui leur reconnaissent toutefois un certain nombre d'avantages. Nous avons recherché s'il n'y avait pas une préparation soluble aussi rapide et aussi sûre dans ses effets que les sels insolubles et qui pourrait, même dans les cas les plus redoutables, donner les merveilleux résultats qui semblaient devoir leur être réservés.

Il ne faut peut-être pas, d'une façon absolue, rejeter

leur emploi, mais nous croyons que les indications en deviendront de plus en plus rares.

Nous avons expérimenté le cyanure de mercure à l'hôpital de la Charité, dans le service de la consultation où nous étions externe, et la plupart des syphilitiques ont été traités par ce sel. C'est donc sur un très grand nombre d'observations, mises à notre disposition par MM. les docteurs Labadie-Lagrave et Magdelaine et dont beaucoup ont été recueillies par nous-même, que nous pouvons baser notre étude.

Nous ne reprendrons pas ici l'histoire du traitement de la syphilis par les injections mercurielles, ni les intéressantes discussions de la Société de dermatologie et de syphiligraphie sur ce sujet ; nous voulons simplement nous en tenir à l'étude du traitement de la syphilis par les injections de cyanure en particulier.

Après avoir rappelé l'histoire de ce sel et de son emploi dans la question qui nous occupe, nous rappellerons ses propriétés chimiques et physiologiques ; nous exposerons la technique que nous avons employée ; nous envisagerons les résultats que ce mode de traitement nous a fournis dans les cas les plus variés de syphilis ; et tout en discutant les inconvénients que l'on peut lui reprocher, nous montrerons les réels avantages qui pourraient faire préférer non seulement les sels solubles, mais encore parmi ceux-ci le cyanure de mercure.

Mais avant d'aborder cette étude, nous adressons les plus vifs remerciments et l'expression de notre reconnaissance à M. le docteur Labadie-Lagrave, médecin des hôpitaux, qui, tout en nous inspirant le sujet de notre thèse, nous a permis de profiter des leçons de son expérience et des documents si précieux recueillis dans son service.

Nous associons à ces remerciements M. le docteur Magdelaine qui, pour nous a été plutôt un ami qu'un maître, et dont la compétence sur ces questions du traitement hypodermique et les nombreuses observations suivies pendant plusieurs années dans son service de consultation nous ont été de la plus grande utilité.

Que nos maitres de l'Ecole de médecine et de l'Hôtel-Dieu de Reims, qui ont guidé nos premiers pas dans la vie médicale, reçoivent aussi le témoignage de notre gratitude.

A Paris, pendant notre stage hospitalier, nous avons pu profiter des bonnes leçons de M. le professeur Raymond.

Nous sommes profondément reconnaissant à notre Maître, M. le professeur agrégé Legry, de sa bienveillance à notre égard et des conseils éclairés qu'il nous a prodigués pendant notre externat à l'hôpital de la Charité.

Nous avons aussi des obligations envers notre excellent chef de service, M. le docteur Tison, et les médecins et chirurgiens de l'hôpital Saint-Joseph; à tous, nous adressons nos hommages respectueux.

Nous n'oublierons pas notre ami Guénard, interne des hôpitaux, qui, durant nos études médicales, n'a cessé de nous donner les témoignages de l'amitié la plus dévouée.

Enfin nous remercions M. le professeur Brissaud de l'honneur qu'il nous a fait en voulant bien accepter la présidence de cette thèse.

Historique.

Antérieurement à la méthode de Scarenzio, Parent Duchâtelet avait essayé d'introduire le cyanure de mercure dans la thérapeutique syphilitique. Il se servait de la voie stomacale, mais les résultats obtenus ne furent sans doute pas favorables car ce sel fut bientôt abandonné.

En 1874, au moment où la méthode des injections commençait à entrer dans la pratique, Cullingworth, en Angleterre, étudia de nouveau son emploi, mais alors en l'introduisant sous la peau, et publia le résultat de ses expériences. Il se servait d'une solution contenant 0 gr. 62 cent. de cyanure de mercure pour 120 gr. d'eau et 16 gr. de glycérine. Pour lui, cette préparation est moins irritante que les autres composés hydrargyriques, et bien que ne prétendant pas qu'elle dût être la seule à adopter, il lui reconnait une action certaine, rapide, économique, et capable d'influer sur les complications syphilitiques graves.

Après lui (1876), Sigmund, en Autriche, se sert du bicyanure en solution à raison de 0 gr. 30 cent. pour

35 gr. d'eau dont il injecte chaque fois 0 gr. 006 milligr. Le traitement dure 25 jours pendant lesquels on pratique 25 injections. Cette préparation est, à son avis, facile à supporter : elle ne cause pas de douleurs, et il lui reconnaît de nombreux succès surtout dans les manifestations simples et récentes de la période secondaire, syphilides papuleuses, maculeuses, ainsi que dans certains accidents tertiaires comme les gommes. Il ajoute cependant qu'elle a été moins efficace dans les formes plus compliquées ou plus anciennes de la syphilis et qu'elle doit céder le pas au calomel et au sublimé. Il a observé aussi, au point injecté, des infiltrations légères plus ou moins circonscrites, mais disparaissant au bout de huit jours.

Dans sa thèse d'agrégation (1878), M. Hallopeau signale les travaux précédents et s'exprime ainsi après avoir parlé des biiodures : « Pour le bicyanure, il n'a été employé « que par Sigmund, adversaire de la méthode hypoder- « mique dans le traitement de la syphilis, et par Culling- « woorth qui en a retiré de bons effets. Ces recherches « ne nous édifient pas sur la valeur de cet agent médi- « camenteux. »

Mandelbaum (1878) ayant expérimenté le cyanure, dit avoir ainsi abaissé la durée du traitement de 10 à 4 semaines. Le seul inconvénient qu'il lui reconnaît est la douleur : elle n'est d'ailleurs pas très vive. Le nombre des injections pour une cure est de 30, mais souvent 10 ou 15 suffisent. Il rapporte trois cas de syphilis, rebelles aux autres traitements, rapidement modifiés par ce procédé.

Güntz (1880) préfère les injections de cyanure à celles

de sublimé et d'albuminate, qui ne lui ont pas donné toujours de résultats satisfaisants. Il se sert d'une solution à 1 pour 100 et pratique de 20 à 50 piqûres. Les inconvénients sont beaucoup moindres qu'avec le sublimé. Il a observé quelquefois des phénomènes d'intoxication, mais les résultats ont été remarquables. Avec 4 ou 5 injections il se produisait souvent une amélioration sensible de la maladie, et il a obtenu un succès complet chez des malades atteints de douleurs ostéocopes insupportables et rebelles à tous les traitements spécifiques. Elles ont merveilleusement guéri, et il croit que certains de ses malades ont été à l'abri des récidives. Il recommande de pratiquer une injection tous les jours.

En France, M. Galezowski le premier étudie (1882), le cyanure de mercure. Après des expériences faites sur des lapins, il s'en sert chez des malades atteints de syphilis oculaire. Il cite des observations relatées plus loin où il a guéri des kératites, des iritis, des condylomes, avec 5, 8, ou 10 injections. Il se sert d'une solution contenant 1 milligramme de sel par goutte, dont il injecte chaque fois un demi à un centigramme environ. A son avis elle ne laisse pas de nodosités dans le tissu cellulaire et la peau, et ne détermine aucune douleur.

Quelques années plus tard, en Russie, Prockoroff (1885), publie le résultat du traitement de la syphilis par les injections de cyanure, pratiqué dans le district de Yamburg, avec une solution de 1 à 2 pour 100. Il faut pour obtenir une cure, faire 25 à 35 injections ; il cite 47 cas traités avec succès par cette méthode.

Mandelbaum, de nouveau (1886), reprend la question et recommande d'ajouter à la préparation 5 grammes pour 100 de cocaïne afin d'atténuer la douleur.

Boer (1890), dans le service du professeur Lewin à la Charité de Berlin, traite pour divers accidents, 30 syphilitiques, dont 16 femmes et 14 hommes, et se montre très satisfait des succès rapides obtenus. Il emploie une solution à 1 gramme 25 de cyanure pour 100 grammes d'eau dont il injecte chaque jour 1 gramme.

Il a remarqué que chez les femmes, les plaques disparaissaient presque toutes complètement entre 5 et 10 injections, les roséoles et les exanthèmes entre 9 et 17 : un seul exanthème papuleux, rebelle à tout traitement antérieur, a demandé 30 injections. Chez les hommes les plaques ont guéri entre 10 et 12 injections, les roséoles et les exanthèmes entre 8 et 15; enfin il en a fallu 23 pour des scléroses opiniâtres.

Il reconnaît en outre, que cette préparation n'est ni toxique, ni caustique, qu'elle ne coagule pas le blanc d'œuf, ne se décompose pas à la lumière, et qu'elle a une réaction neutre ou alcaline; elle est beaucoup moins douloureuse que le sublimé et les malades se soumettaient volontiers au traitement.

Il espère que l'avenir en démontrera l'efficacité, car il ne peut pas préjuger en faveur de cette médication, ignorant si elle mettra à l'abri des récidives.

Dans son livre sur le traitement de la syphilis (1893) Fournier se contente de signaler les travaux antérieurs parus sur les injections de cyanure de mercure sans ajouter aucun commentaire.

En 1893, Chibret dit que ces injections constituent le meilleur mode de traitement pour la syphilis oculaire, qu'elles ont une action efficace, ne coagulent pas l'albumine, et que l'association de l'iodure de potassium contrarie leur effet. L'année suivante, il relate l'observation d'une jeune fille atteinte de syphilis oculo-cérébrale, chez qui le cyanure a produit un effet curatif: il le considère comme la pierre de touche de la syphilis.

Darier (1894) partage la même opinion. Il reconnait pourtant avoir retiré de bons résultats de l'usage des injections de biiodure, mais ajoute-t-il, « elles ne sont ni moins douloureuses, ni plus actives que les injections de cyanure. » Ce dernier est, à son avis, plus antiseptique, très soluble, s'absorbe rapidement, et ne précipite pas avec la cocaïne.

Il en injecte un centigramme tous les deux jours ordinairement, et tous les jours s'il veut obtenir un effet rapide et intensif. Son seul inconvénient est de déterminer parfois des coliques qu'on peut d'ailleurs supprimer en diminuant la dose; son action est certaine et prompte, son élimination facile, son dosage précis; il n'a jamais occasionné de stomatites; et il peut être employé aussi bien dans les cas légers que lorsqu'il faut agir énergiquement.

M. Berger (1896) publie l'observation d'un malade, atteint d'irido-choroïdite syphilitique, chez qui les frictions mercurielles avaient déterminé de la néphrite, et n'avaient pu empêcher le développement de l'amblyopie; il fut amélioré par 16 injections de cyanure, mais par suite de départ il ne continua pas le traitement.

A la Société de Dermatologie (1896), Abadie combat tant les injections de sels insolubles, préconise le cyanure de mercure, dont il se sert en solution à 1/100 avec 1 gr. de cocaïne. Il fait l'injection dans le tissu cellulaire, de telle façon que le liquide n'étant bridé par les aponévroses, puisse s'étaler ; aussi la douleur n'existe pour ainsi dire pas. Il dit que c'est une préparation qui a l'avantage de ne former aucun précipité avec la cocaïne.

Baracco (1896) se loue aussi des injections de cyanure qu'il a employées chez 27 syphilitiques lesquels ont guéri avec une moyenne de 29 injections.

MM. Bernardberg et Dubarry la même année rapportent l'observation d'un malade atteint de syphilide de la paupière supérieure. Celle-ci guérit d'abord par le traitement ioduré, mais fut bientôt après suivie d'accidents cérébraux qui, traités sans succès par l'iodure et les frictions mercurielles, disparurent après des injections de cyanure.

M. Maurange, dans un article paru en 1897, étudie le cyanate et le cyanure de mercure qu'il déclare très toxiques, à cause du radical cyanogène, mais ils déterminent des intoxications moins fréquemment que le sublimé. Il considère que « les cyanures doivent être classés parmi les meilleures préparations de mercure injectables ». La douleur qu'ils causent est insignifiante dans les muscles ; on doit les préférer à cause de la constance de leurs résultats, de la stabilité de leurs solutions et de leur maniement facile.

M. Kalt et M. Chevallereau dans leurs articles sur les

affections syphilitiques des yeux vantent aussi les résultats obtenus avec le cyanure de mercure.

Mentionnons aussi l'observation publiée en 1900 d'un malade atteint de névrite optique ayant résisté aux pilules et aux frictions, dont la vue était considérée comme perdue, et qui guérit rapidement avec quelques injections de cyanure.

M. le professeur Spillmann, de Nancy, qui l'emplo aussi, a eu l'amabilité de nous faire connaitre son opinion. Il s'en sert surtout chez les malades atteints de syphilis secondaire ou tertiaire, qui supportent mal les préparations insolubles, ou bien lorsque ces dernières ne donnent pas les résultats voulus. Il injecte, chaque jour, pendant 20 jours, 1 gramme d'une solution de 0 gr. 80 cent. de cyanure pour 100 grammes d'eau.

Etude chimique et physiologique du Cyanure de mercure.

Le cyanure de mercure ou cyanure mercurique, appelé autrefois bicyanure de mercure a pour formule $HgCy^2$ ou $Hg(CAz)^2$. Il résulte de l'union de deux atomes de cyanogène avec un atome de mercure.

Il s'obtient en faisant réagir l'oxyde rouge mercurique sur le bleu de Prusse, en présence de l'eau et à la température de l'ébullition. On filtre la préparation obtenue; on ajoute de l'eau au résidu qu'on fait de nouveau bouillir et filtrer ; puis on mélange les deux produits de filtration ; on évapore ce mélange et lorsqu'une légère pellicule se produit à sa surface, on fait cristalliser dans un endroit frais : les cristaux sont ensuite séchés à 100°.

Ce sel se présente sous la forme de longs prismes blancs, mats, anhydres, efflorescents, sans odeur, d'une saveur métallique nauséeuse, solubles dans huit parties d'eau froide, dans deux parties d'eau bouillante, vingt parties d'alcool et quatre parties de glycérine. Ils sont inaltérables à l'air et à la lumière, mais décomposés par la chaleur en cyanogène et en mercure.

On reconnait le cyanure comme étant très toxique ; il est incompatible avec les acides, les sels acides et métalliques. Sa solution dans l'eau est neutre ou légèrement alcaline : elle ne coagule pas l'albumine.

Introduit dans l'organisme, il doit d'après Mialhe et Bouchardat, de même que les sels mercuriels, se décomposer au contact des chlorures alcalins, et donner naissance à une certaine quantité de bichlorure de mercure ou de chlorure hydrargyrico-alcalin.

M. Varet s'appuyant sur les données chimiques fournies par Berthelot a étudié cette question. Pour lui « les « chlorures en solution étendue n'exercent pas d'action « notable à froid sur les cyanures, et l'acide chlorhy- « drique seul en liqueur étendue n'agit pas sur le cyanure « de mercure. En présence des chlorures, comme cela est « réalisé dans l'estomac, cet acide met en liberté une « certaine quantité d'acide cyanhydrique et il y a for- « mation d'une dose équivalente de sublimé. »

Il est probable qu'en introduisant le cyanure de mercure sous la peau, les choses se passent de la même façon. Au contact des chlorures dont est imprégné l'organisme, il se décompose et donne du sublimé : c'est ce corps qui se répand dans tous les tissus et va agir sur le virus syphilitique d'une façon encore actuellement inconnue.

Technique des injections.

SOLUTION

Dans notre pratique nous avons employé la solution suivante:

Cyanure d'hydrargyre............	1 gr.
Chlorhydrate de cocaïne..........	1 gr.
Eau distillée......................	100 gr.

C'est la formule la plus simple, et c'est, en même temps, celle qu'a préconisée M. Abadie (1896).

La cocaïne que nous ajoutons a pour effet d'atténuer la douleur; nous reviendrons d'ailleurs sur ce point.

La préparation doit être absolument aseptique; en la faisant on doit la stériliser: comme elle ne se décompose pas à la lumière, il n'est pas nécessaire de la mettre dans des flacons de verre coloré; elle se conserve indéfiniment.

DOSE DE L'INJECTION ET DURÉE DU TRAITEMENT

Nous injectons chaque fois 1 centimètre cube de la solution ci-dessus, ce qui équivaut à 1 centigramme de cyanure. C'est la dose reconnue la meilleure par tous les auteurs; celle qui ne détermine pas d'accidents, et dont l'effet thérapeutique est certain.

L'injection est pratiquée tous les deux jours. De même qu'avec les autres sels solubles nous en faisons une série de 30 pour une cure.

Bien souvent les accidents disparaissent avant que l'on ait atteint ce nombre, mais nous pensons qu'il faut néanmoins continuer afin de rendre la guérison plus certaine et la récidive moins précoce.

MANUEL OPÉRATOIRE

Le manuel opératoire est le même que pour les autres injections. On doit avoir à sa disposition une seringue de Pravaz bien aseptique.

Il est bon de placer, avant de s'en servir, l'aiguille dans une solution quelconque antiseptique, mais qui n'attaque pas les instruments, ou dans l'eau bouillante.

Le lieu d'élection est la région fessière: nous ne prenons pour cela aucun point déterminé.

Nous faisons l'injection assez haut de façon à ce qu'elle n'ait pas lieu dans une région sur laquelle le patient pourrait ensuite s'asseoir, ce qui serait gênant. Nous la pratiquons alternativement dans une fesse et dans l'autre et chaque piqûre est espacée de la précédente.

Voici comment on procède: le malade est couché sur le ventre ou fortement sur le côté; la région sur laquelle on va opérer est, au préalable, aseptisée. On enfonce d'abord profondément dans cette région, et en plein muscle, l'aiguille seule de façon à s'assurer que l'on n'a pas pénétré dans un vaisseau. On ajuste ensuite la seringue remplie de liquide et expurgée d'air; on pousse lentement le piston et, lorsqu'il est arrivé au bout de sa course, on retire seringue et aiguille ensemble.

L'introduction de l'aiguille en plein muscle a pour but d'empêcher la production de nodosités et de douleurs. Lorsque toutes les règles de la technique ont été observées, on n'observe ni douleur, ni réaction locale.

Action thérapeutique des injections de cyanure de mercure sur la syphilis et ses accidents.

Les injections de cyanure de mercure ont une réelle efficacité sur tous les cas de syphilis ou d'accidents syphilitiques et parasyphilitiques.

Sous leur influence, l'accident initial est rapidement amélioré, et la régression se fait très vite (observ. XXIX). Nous n'avons pas à l'appui de ce que nous avançons beaucoup d'observations ; car la plupart des malades que nous avons traités, venaient nous consulter alors qu'ils étaient déjà sous le coup de manifestations secondaires.

Nous avons eu beaucoup plus souvent l'occasion de soumettre à notre traitement des malades en proie à la céphalée. (Observ. XI, XIV, XV, XVII, XX, XXIV, XXVI, XXXIV, XXXVII, XXXIX, XLIII, XLV, L, LI.) C'est un phénomène qui manque rarement, et revêt pour ainsi dire des caractères spécifiques ; tantôt elle est nocturne, tantôt elle est matutinale ; quoi qu'il en soit, elle est très pénible, cause de l'insomnie et prédispose à la neurasthénie. Nous avons très vite amélioré et guéri cette céphalée par les injections de cyanure. Nous avons vu des malades privés de sommeil depuis très longtemps, et recouvrer rapidement le repos sous l'influence de quelques piqûres. Dans l'observation XX, il a suffi de 2 injections pour amener une cessation de céphalées violentes.

La plupart du temps elles disparaissent complètement avec une moyenne de 3 à 7 piqûres. Ce fait a une très grande influence sur le moral des malades, car ceux qui étaient depuis longtemps en proie à des insomnies pénibles et les voyaient disparaître en suivant notre traitement, s'y soumettaient ensuite beaucoup plus volontiers.

Les douleurs fulgurantes de la période tertiaire, les douleurs rachialgiques, sont vite améliorées aussi et guéries (observations XXII, XXIII, XXXIII). Certaines ont été parfois rebelles à d'autres traitements ; par exemple les cas que Güntz a rapportés de douleurs ostéocopes insupportables, sur lesquelles les autres médications avaient échoué et qui disparurent après des injections de cyanure. On peut rapprocher de ces phénomènes, les troubles de la marche (observation XI) probablement dus à de la syphilis médullaire, caractérisés par un affaiblissement musculaire des membres inférieurs, une allure sautillante et de l'exagération des réflexes.

Ce ne sont pas à proprement parler des phénomènes tabétiques, mais ils s'en rapprochent jusqu'à un certain point : quelques piqûres suffisent à les améliorer. Rapprochons aussi de ces cas de syphilis nerveuse l'observation du malade de M. Bernardberg (observ. X), qui avait eu des convulsions sur lesquelles l'iodure avait été sans action, et la publication de Chibret, concernant une jeune fille atteinte de syphilis oculo-cérébrale.

Nous avons aussi remarqué l'efficacité du cyanure sur la roséole, les exanthèmes, les alopécies de la période secondaire. (Observ. XII, XIII, XIV, XVIII, XXI, XXIV, XXV, XXVI, XXVIII, XXX, XXXII, XXXVIII, XXXIX, XLIII, XLVI, L, LI.) Selon Boer il faut de 8 à 15 injections pour amener la disparition de ces accidents, et il rappor.e 5 cas qu'il a guéris ainsi. Nous pensons que dans la plupart des cas une moyenne de 8 à 12 injections peut provoquer une régression rapide de ces éruptions. On voit, en effet, les taches pâlir peu à peu, puis s'effacer complètement, les papules s'affaisser, l'alopécie cesser, et la peau recouvrer bientôt sa coloration normale.

Il en est de même des plaques muqueuses. (Observations XII, XIV, XV, XX, XXII, XXVII, XXIX, XXXV, XXXVI, XXXVII, XXXVIII, XXXIX, XL, XLIII, XLIV, XLVII, Boer.) Après une quantité de 5 à 10 injections, on voit leur fond se dessécher, leurs bords se rapprocher, le suintement s'arrêter et bientôt la cicatrisation se faire.

Nous ne voulons pas seulement parler des plaques muqueuses ordinaires, de celles qui, pour ainsi dire, guérissent avec le traitement local (cautérisations au nitrate d'argent ou au nitrate acide de mercure), mais encore de celles qui sont recouvertes d'enduits diphtéroïdes, formant de véritables fausses membranes, ainsi que cela s'observe à l'amygdale et sur les piliers du voile du palais, et dont nous rapportons (observation IV) un cas très intéressant.

On peut rapprocher des merveilleux effets produits sur les plaques muqueuses, ceux que nous avons observés sur les syphilides de toutes sortes, syphilides papulo-érosives, croûteuses, rupiacées, psoriasiformes, etc., observées surtout sur les membres et le tronc. (Observ. X, XII, XVII, XVIII, XXI, XXV, XXXI, XXXII, XLV, L, LI, LIV, Sigmund, Boer). Ces manifestations sont remarquables par leur longue durée, et la résistance qu'elles opposent parfois aux traitements mercuriels ; certaines même réclament une médication intensive et ne guérissent qu'en laissant des cicatrices, blanchâtres, gaufrées, entourées d'une zone d'hyperpigmentation. Nous avons été frappé de l'action bienfaisante qu'exerçait sur elles le cyanure de mercure.

Nous pensons que l'effet le plus remarquable qu'on peut lui attribuer, c'est celui qu'il produit sur les manifestations oculaires de la syphilis (observ. I, II, III, IV, V, VI, VIII, IX, XXIII, XLI, LI). On peut affirmer qu'il les améliore toutes : iritis, irido-choroïdite, kératite, rétinite, névrite, myosis, ophtalmoplégie, etc.), et tous les ophtalmologistes sont d'accord sur ce point. Nous avons vu un malade qui, atteint d'ophtalmoplégie gauche et de diplopie, éprouvait un réel besoin de se faire faire des injections de cyanure, tant le soulagement qu'elles lui procuraient était grand. Le nombre des piqûres qu'il faut pratiquer pour amender ces phénomènes est un peu plus élevé que pour les accidents que nous avons relatés précédemment. Il faut parfois jusqu'à vingt injections pour produire la guérison ; mais celle-ci est presque toujours assurée. Rappelons les observations de M. Galezowski et de M. Berger, concernant des malades dont l'acuité visuelle était fortement diminuée et même abolie ; elle reparut bientôt après un traitement par le cyanure. Dans ces cas cependant il était nécessaire de porter le nombre des piqûres à 24 : mais il n'y a pas lieu de s'étonner de ce fait, car les accidents syphilitiques sont d'autant plus tenaces qu'ils atteignent un organe noble.

Nous n'oublierons pas les résultats que nous avons obtenus sur les accidents tertiaires. Nous avons pu observer 3 cas de glossite (observ. XLVI, XLVII, XLVIII) où la régression de cette affection a été des plus remarquables avec une dizaine de piqûres. L'observation XLIX en particulier est des plus instructives à cet égard. Il s'agit d'un homme fumeur invétéré, qui ne voulut pas, tout en se soumettant au traitement, cesser complètement l'usage du tabac ; malgré les irritations réitérées que causait cet agent sur la muqueuse buccale, et les entraves qu'il apportait à l'efficacité du traitement, l'amélioration se produisit.

On peut rapprocher de la glossite, la gomme ulcérée de la plante du pied, dont était atteinte la malade de l'observation LIV : elle s'améliora rapidement après quelques piqûres, et après la quinzième, elle présentait seulement une trace de cicatrice.

Mentionnons encore l'action du cyanure sur la laryngite spécifique (observ. XLIV), sur les scléroses (Boer), sur les troubles de la parole (observ. XXXIII), etc., et les résultats qu'il a donnés dans les cas de syphilis rebelles, et là où les autres médications mercurielles avaient échoué (Güntz, Mandelbaum, observ. VI, VIII, IX, X).

Il résulte donc de ce qui précède que ses effets sont applicables aussi bien aux manifestations de moindre conséquence qu'à celles qui atteignent des organes importants et peuvent compromettre la vie ou les fonctions de la vie.

Le mauvais état général de l'organisme ne constitue pas une contre-indication aux injections de cyanure. Nous avons traité des malades (observ. XXV, XXVI, XXVII, XLI), qui s'étaient présentés à nous dans un grand état d'affaiblissement, et offraient le tableau complet des symptômes de l'anémie syphilitique : dépression physique et morale, pâleur, amaigrissement, perte de poids, et sueurs nocturnes. Chez eux la pénétration du mercure dans l'organisme, loin de favoriser cette anémie, la combattait d'une façon certaine. Après quelques piqûres on constatait un relèvement notable de l'état général ; les forces revenaient, l'amaigrissement cessait, et le poids remontait à son chiffre normal. Le malade de l'observ. XXXVII qui avait au début de sa maladie perdu deux kilogrammes de son poids, l'a vu bientôt après avoir suivi notre traitement, remonter à la normale. Il en est de même de la malade de l'obs. XLVIII. Nous regrettons à cet effet de ne pas fournir un plus grand nombre de chiffres éloquents concernant ce point particulier ; malgré nos recommandations les malades oubliaient de se peser.

Nous croyons aussi que toutes les défectuosités de la bouche ne doivent pas empêcher d'instituer les piqûres.

Beaucoup de nos syphilitiques avaient des dents déchaussées, du tartre en grande quantité, des chicots (observ. XI, XVI, XXVIII, XXXI, XLI, XLVIII), ce qui devait mettre la muqueuse buccale en état de moindre résistance : et cependant nous n'avons observé chez eux aucun phénomène de stomatite ou de gingivite.

Parmi les nombreux malades que nous avons étudiés, nous n'en voyons que deux chez qui les résultats n'aient pas été aussi satisfaisants que l'on était en droit de l'attendre (observ. XXXVI et L). Nous avions affaire là à un facteur de gravité de la plus haute importance, l'alcoolisme, et c'est peut-être dans cette diathèse qu'il faut chercher la cause de notre échec. M. Fournier dit en effet que l'alcoolisme détermine très rapidement des syphilides de modalité tertiaire, et que même dans les premiers temps son influence se traduit « par des poussées spécifiques de la plus haute virulence ou par le début de lésions phagédéniques très rebelles ». Il est encore susceptible de produire des poussées, incessantes, et c'est ainsi que l'on voit de malheureux malades « pré-« senter coup sur coup, en dépit de tous les traitements, « des manifestations spécifiques multiples et ne sortir « d'une poussée que pour rentrer dans une autre ». Ce sont en somme les faits que nous avons observés. Il ne faut donc pas incriminer le cyanure de mercure comme étant la cause de ces échecs.

Avantages des injections de cyanure de mercure.

Nous envisagerons à ce propos les avantages que le cyanure de mercure possède sur les sels insolubles, et ceux qu'il a sur les autres sels solubles.

Lorsqu'on introduit par injection hypodermique dans l'organisme une certaine quantité d'un composé mercuriel insoluble, on s'expose à un grand nombre d'accidents. Un des plus importants est l'intoxication, elle s'explique par ce fait qu'une quantité de mercure assez forte étant emmagasinée dans les tissus peut être résorbée subitement et aller imprégner l'économie et produire alors un empoisonnement mercuriel.

M. Gaucher en a rapporté (1899) un cas survenu deux mois après des injections de calomel et terminé par la mort.

L'embolie pulmonaire est aussi redoutable et n'est pas très rare. On en a vu après des injections de calomel (Ordmanson, 12 cas) et de salicylate de mercure (Glagolff). Suivant M. Renaut elle peut se produire malgré les plus grandes précautions: elle peut survenir longtemps après l'injection (3 mois dans un cas) ; l'emploi de l'huile grise n'en met pas à l'abri.

Ces deux accidents ne sont pas les plus fréquents. Ce que l'on reproche surtout à la méthode, c'est la douleur. Celle-ci survient ordinairement quelques heures après l'injection et dure quelques jours. Elle est parfois accompagnée de réaction très intense au point sensible. Elle peut gêner les fonctions de la marche, la station assise. Elle s'accompagne souvent de nodi persistants, lesquels peuvent s'abcéder et suppurer.

Un autre inconvénient très grand, c'est de ne pouvoir assurer un dosage exact, précis, mathématique du composé dont on se sert. Celui-ci est confié au hasard à l'organisme, et on ne sait jamais quand il agira, et quelle quantité agira. Bien qu'il ne se produise pas toujours des accidents mortels comme ceux que nous avons relatés plus haut, on en a observé d'autres qui, bien que moins graves n'en sont pas moins préjudiciables : stomatite, néphrite, coliques, diarrhée, etc.

D'ailleurs, actuellement, les sels insolubles comptent beaucoup moins de partisans. Dans les diverses discussions de la Société de Dermatologie, on a démontré que leur efficacité n'était pas aussi réelle qu'on l'avait affirmé tout d'abord ; et le plus vanté, le calomel, a échoué contre des accidents parasyphilitiques, tabes, paralysie générale (Portalier). M. Dieupart, dans sa thèse, a étudié les plus importants et relate le résultat de ses observations. Suivant lui, le calomel produit des résultats thérapeutiques médiocres et n'empêche pas les récidives ; le salicylate de mercure a une action trop lente et bien faible; les rechutes sont fréquentes, enfin l'huile grise n'a d'effet que sur les accidents peu graves.

Les sels solubles autres que le cyanure de mercure, tout en ne présentant pas les inconvénients des précédents, ne sont cependant pas à l'abri de tout reproche.

Le biiodure de mercure paraît être le plus employé et celui qui compte le plus de partisans. Son action est certaine, bien que dans un cas il ait échoué ; d'autre part, suivant Prokhorow, il détermine parfois une douleur assez vive qui peut durer plusieurs jours ; sa préparation est délicate, minutieuse et n'est pas à la portée du praticien de campagne, souvent obligé de faire la pharmacie. En outre, il faut le conserver dans des flacons en verre coloré, et ne pas en préparer une trop grande quantité à l'avance. M. Rochon-Duvignaud lui-même qui a fait un long plaidoyer en sa faveur lui reconnaît ces inconvénients. Enfin bien que soluble dans l'huile, ce véhicule pourrait peut-être déterminer des embolies, ainsi qu'on en a observé, après des injections d'huile créosotée.

Le sublimé est aussi beaucoup employé, mais il est très irritant pour les tissus ; il cause parfois (Lewin) de telles douleurs qu'il faut renoncer à son emploi ; et on ne peut pour les atténuer l'associer à la cocaïne. En outre il a l'inconvénient de coaguler l'albumine des tissus, ce qui n'est pas favorable à son absorption. On a enfin observé à la suite d'injections de ce sel des phénomènes d'intoxication.

Le benzoate de mercure qui a été aussi préconisé, ne met pas à l'abri des douleurs, des lymphangites, des nodi ; il est assez difficile à préparer ; pour le dissoudre dans l'eau il faut l'associer à d'autres benzoates. Enfin il a une action thérapeutique inférieure à celle des précédents.

Les autres préparations solubles employées sont passibles des mêmes reproches et leurs résultats ne sont pas meilleurs.

Le cyanure de mercure est à l'abri des accidents que déterminent les sels insolubles. Son emploi ne donne lieu à aucun des inconvénients qu'on leur a reprochés.

Nous n'avons en effet observé, ni abcès, ni nodi. La douleur qu'il serait susceptible de déterminer est pour ainsi dire abolie par l'adjonction de la cocaïne. La réaction neutre ou alcaline de sa solution (Boer) doit être aussi un facteur important de cette absence de douleur ; nous savons en effet que les liquides dont est imprégné l'organisme sont pour la plupart neutres ou alcalins : par conséquent les solutions de cyanure de mercure dont la réaction est la même seront aussi bien tolérées.

D'ailleurs cette douleur est tellement peu forte et si facilement supportable, que beaucoup de nos malades revenaient nous demander le traitement, et s'y soumettaient très volontiers.

Nous savons aussi que l'adjonction de cocaïne ne forme pas de précipité insoluble, ce qui a une grande importance au point de vue de l'absorption du médicament.

Cette dernière se fait d'une façon certaine ; elle est rapide, ainsi que nous l'ont démontré les rares accidents observés, qui se sont produits quelques heures après l'injection : cette rapidité est due à la solubilité du cyanure, à sa décomposition au contact des chlorures liquides de l'organisme, et aussi à la propriété qu'il possède de ne pas coaguler l'albumine, c'est-à-dire de ne pas former d'albuminates de mercure insolubles.

Par l'introduction répétée et fréquente d'une petite dose de composé, l'organisme est toujours sous l'action du médicament. Il est inutile de revenir ici sur son action thérapeutique que nous avons déjà exposée antérieurement. Cette petite dose place aussi, malgré la toxicité du cyanure, le malade à l'abri des phénomènes d'empoisonnement.

La préparation facile de la solution la met à la portée de tous les praticiens obligés de faire eux-mêmes leurs manipulations pharmaceutiques: en outre, comme elle ne se décompose pas à la lumière, sa conservation est ainsi assurée. De plus l'emploi de l'eau comme véhicule rend impossibles les accidents que déterminent les solutions huileuses, même quand elles dissolvent parfaitement le médicament.

Enfin, en dernier lieu, rappelons la parfaite tolérance du rein pour le cyanure ; l'observation de Berger, concernant un malade atteint de néphrite provoquée par les frictions mercurielles, et que les injections de cyanure n'ont pas aggravée est particulièrement instructive. Nous-même n'avons jamais remarqué non plus chez nos syphilitiques d'albuminurie consécutive aux injections.

Reproches que l'on pourrait faire aux injections de cyanure de mercure.

Ces reproches sont, les uns d'un ordre général et s'appliquent à toutes les préparations solubles, les autres sont particuliers au cyanure de mercure.

Le premier inconvénient de la méthode, c'est de déterminer un renouvellement fréquent de la piqûre, et d'être onéreuse pour le malade. Dans le cas particulier où nous avons fait nos injections, ce reproche ne peut nous être adressé.

Il est vrai que les malades étaient obligés de venir fréquemment à l'hôpital ce qui occasionnait pour eux une perte de temps; d'autre part, l'introduction de l'aiguille dans la peau, répétée tous les deux jours, rendait fréquente la douleur de la piqûre; nous ne parlerons pas de la douleur causée par la solution, attendu qu'elle n'existe pour ainsi dire pas.

Nous admettons et reconnaissons volontiers ces inconvénients, mais nous croyons avec M. Abadie, qu'il vaut mieux les accepter plutôt que de s'exposer à des accidents parfois mortels, ainsi qu'on l'a démontré.

Nous avons aussi été témoin d'une réaction inflammatoire (observation LIV), qui s'est traduite par de la rougeur de la peau, du gonflement et de la douleur avec menace de phlegmon au niveau du point injecté. Ces phénomènes peuvent être attribués à la non-stérilisation de la seringue dont on s'était servi par erreur, et aussi à la propreté douteuse de la malade, car c'est le seul cas qui se soit produit.

D'autre part nous avons vu se produire des manifestations d'empoisonnement, survenues quelques heures après l'injection et caractérisées par des coliques et de la diarrhée avec selles glaireuses (observation L, LI, LII, LIII). Ces faits ont d'ailleurs été très rares et les accidents ont rapidement disparu. La malade de l'observ. L était alcoolique, celui de l'observ. LII avait mangé des moules au repas qui précédait la piqûre ; peut-être faut-il voir dans ces deux états une prédisposition aux accidents. Nous savons en effet que l'alcoolisme atteint souvent le tube digestif, et que l'ingestion de moules est parfois et chez certaines personnes suivie de phénomènes d'intoxication, à forme gastro-intestinale.

En ce qui concerne les malades LI et LIII nous n'avons rien remarqué, quant à la pathogénie de leur diarrhée et de leurs coliques. Peut-être pouvons-nous les attribuer à une sorte d'idio-syncrasie, et penser qu'ils sont dus à une susceptibilité spéciale de leur organisme.

D'ailleurs sur un total de 1,261 injections relatées dans nos observations, prises dans le service de la Charité, nous n'avons observé que les cinq accidents dont nous parlons plus haut; la proportion est donc bien petite par rapport au nombre de piqûres qui ont été faites.

Malgré la toxicité reconnue du cyanure de mercure, nous croyons que ces accidents ne sont pas imputables au radical cyanogène : ils sont d'origine mercurielle, si l'on s'en tient aux symptômes observés, en tout semblables à ceux que détermine le mercure : en effet nous savons que son action toxique se porte très fréquemment sur le tube digestif.

En 1897, M. Hallopeau, disait que l'adjonction de cocaïne à la solution de cyanure peut causer des dangers. Il attribue en effet à huit milligrammes de ce médicament des phénomènes d'intoxication (agitation, insomnie, vertiges). M. Manquat croit que les sujets qui le supportent mal sont des névropathes; car, chez certains neurasthéniques, il a observé les mêmes accidents avec le chloral, l'éther, l'iodure, et un verre de liqueur à essence. M. Reclus dit n'avoir observé aucun cas de mort avec des doses de cocaïne inférieures à 0 gr. 05 centigr. Il attribue *à la dégénérescence du cœur les accidents survenus avec une dose de 0 gr. 02 cent.* Nous ne pensons pas non plus que la quantité de 0 gr. 01 centigr. ait assez d'énergie pour déterminer des troubles, car nous n'en avons jamais observé.

En résumé, nous croyons que malgré ces petits inconvénients qu'on est en droit de lui reprocher, le cyanure de mercure peut être employé avec avantage dans le traitement de la syphilis, et de ses accidents.

Observations.

Les neuf premières observations ci-dessous ont été publiées par M. Galezowski (*Progrès médical*, 1882).

OBSERVATION I (Résumée). — Homme atteint d'iritis droite avec infiltration interstitielle de la cornée et douleurs ciliaires. Disparition complète des douleurs après 3 injections de cyanure de mercure et de l'infiltration cornéenne après 6 injections.

Guérison de l'iritis après la 10e injection.

OBSERVATION II (Résumée). — Homme atteint d'iritis gauche avec condylome. Après 5 injections, disparition du condylome et après 8 il ne reste de l'iritis qu'une petite synéchie antérieure.

OBSERVATION III (Résumée). — Femme atteinte de kératite et irido-choroïdite gauche avec obstruction pupillaire, et d'iritis droite : amblyopie depuis 4 ans. Après la 9e injection, guérison de l'iritis droite ; amélioration de l'œil gauche après la 15e. Acuité visuelle revenue de 1/9 à 1/4.

OBSERVATION IV (Résumée). — Femme de 66 ans atteinte d'iritis gauche avec kératite ponctuée ; insomnie depuis 15 jours ; douleurs périorbitaires. Sommeil possible après la première injection ; plus de douleurs après la 2e ; guérison de l'iritis après la 6e ; la kératite a été plus rebelle.

Observation V (Résumée). — Kératite avec douleurs périorbitaires ; guérie après 18 injections.

Observation VI (Résumée). — Iritis double avec condylomes ; pas d'amélioration avec les frictions et les pilules ; guérison complète avec 12 injections.

Observation VII (Résumée). — Neurorétinite double avec iritis ; pas de résultats avec les frictions employées pendant 8 mois.

Après 24 injections : amélioration : augmentation de l'acuité visuelle du 1/3.

Observation VIII (Résumée). — Iritis gauche avec kératite ponctuée ; aucun résultat avec les pilules de sublimé. Guérie complètement après 15 injections.

Observation IX (Résumée). — Atrophie des papilles. Résultat négatif avec tous les traitements mercuriels employés.

Amélioration et réapparition de l'acuité visuelle après 21 injections.

Observation X (Résumée).

(Publiée par les docteurs Bernardberg et Dubarray, *Normandie médicale*, 1896).

B..., jardinier, 49 ans ; en 1892 syphilide probable de la paupière inférieure droite. En 1893, convulsions généralisées et céphalalgie intense.

Vu en 1894. Ulcération à aspect syphilitique de la paupière inférieure droite ; engorgement des ganglions préauriculaires et sous-maxillaires : pas de trace de syphilis.

Traité par KI et les frictions : aucun résultat.

Après (1891) : embarras de la parole, fatigue musculaire générale : inégalité pupillaire : ptosis : paralysie du voile du palais.

Mis au sirop de Gibert, aucun résultat; apparition d'une parésie du bras gauche et de la vessie.

Injection de cyanure au 1/100e, chaque jour pendant 5 jours d'abord.

Après la 4e, amélioration des accidents : disparition de la céphalalgie.

Après la 5e, une injection seulement tous les deux jours : prend en même temps de l'iodure : disparition rapide des accidents.

Soumis chaque mois pendant un an alternativement aux piqûres de cyanure et à l'iodure.

N'a jamais eu depuis aucun accident.

Les observations suivantes ont été recueillies dans le service de la Charité; les unes sont dues à l'obligeance de MM. les docteurs Labadie-Lagrave et Magdelaine; les autres nous sont personnelles.

Oservation XI

J..., femme, 49 ans ; mariée en 1895, mari mort alcoolique en 1896; sœur aliénée ; 7 enfants, dont 4 morts, et deux fausses couches à 6 semaines (1878 et 1882).

Début remonte à deux ans, chancre inaperçu, céphalalgie violente, matutinale, amblyopie, vertiges, troubles de l'ouïe ; démarche titubante ; crises gastralgiques pendant une année.

État actuel : mars 1899. Affaiblissement considérable des membres inférieurs, allure sautillante, exagération des réflexes, plaques d'hypo et d'hyperesthésie aux cuisses et au bras, fréquentes douleurs lombaires.

Faiblesse considérable de la vue, empêchant le travail, non améliorée par les verres, myosis accentué à droite, les pupilles ne réagissent plus.

Dès les premières piqûres, retour de la force musculaire dans les membres inférieurs, marche plus facile, quoique conservant ses caractères, disparition des douleurs.

Amélioration remarquable des troubles de la vue, travail de couture sans verres, acuité visuelle presque égale à la normale.

31 piqûres, bien supportées.

Revient en 1900, redemander le traitement qu'elle trouve si merveilleux, nouveaux troubles de la marche.

Soumise a une autre série de 25 piqûres, amélioration rapide et guérison, bien que le traitement soit suivi irrégulièrement.

Revue en juin 1901, les avantages obtenus sont conservés.

Nota. — Cette malade avait la bouche en mauvais état, pas de stomatite.

Observation XII

J..., femme, 43 ans, éruption papuleuse aux cuisses, gros ganglions inguinaux ; plaques muqueuses de la bouche.

Diminution rapide des accidents (1899). Guérison après 30 piqûres bien supportées.

Observation XIII

P..., 55 ans, éruption généralisée (1899).

Guérison complète après 30 piqûres bien supportées.

Observation XIV

R... Lucie, femme 19 ans ; chancre induré il y a 16 mois, a duré 3 semaines, soigné sans grand résultat par les pilules.

Etat actuel (1899) : céphalée constante tenace, nombreuses plaques muqueuses de l'anus datant de 4 mois.

Dès la 6e piqûre, disparition complète de la céphalée si violente et des plaques.

22 piqûres bien supportées.

Observatoin XV

C..., femme, 30 ans. Début de la maladie ignoré. Etat actuel, mars 1899. A la face interne de la cuisse gauche, cicatrice probablement due à un chancre extra-génital.

Mal de gorge depuis un mois, céphalée persistante avec insomnie complète, roséole généralisée avec papules sur la face interne des cuisses, croûtes dans le cuir chevelu et alopécie.

Dès la 2e piqûre disparition complète de la céphalée, l'éruption laisse à peine quelques traces.

La malade interrompt le traitement.

Revient deux mois après, plaques muqueuses papulo-érosives de l'anus et de la vulve.

Elles disparaissent dès la 6e piqûre sans traitement local.

30 piqûres bien supportées.

Observation XVI

R... Marie, femme, 25 ans. En janvier 1899 chancre de la vulve.

Etat actuel, mai 1899 : céphalée nocturne, nombreux ganglions cervicaux, depuis un mois et demi éruption papuleuse sur le cou, les avant-bras, la partie supérieure des cuisses, syphilides pigmentaires sur les mêmes régions, plaques muqueuses au voile du palais et à la vulve.

Après quelques piqûres, affaissement des papules, amélioration des plaques muqueuses, disparition de la céphalée.

La malade cesse volontairement son traitement, et revient plusieurs fois de suite à des intervalles différents.

28 piqûres en plusieurs reprises, bien supportées.

Nota. — Il n'est pas possible ici de conclure que la malade a été guérie, étant donné l'irrégularité du traitement. Elle avait la bouche en très mauvais état : chicots nombreux, caries dentaires multiples ; pas de stomatite.

Observation XVII

A..., Désirée, 36 ans. Chancre de la vulve en février.

Etat actuel, mai 1899. Céphalées très violentes, roséole sur le tronc, les bras et les jambes, plaques muqueuses dans la bouche.

Dès la 5e piqûre disparition de la céphalée et de l'éruption. 30 piqûres bien supportées.

Revue en septembre 1899, pas d'accident ; a augmenté de poids.

Revue en février 1901 : revient demander des piqûres : céphalée intense, surtout nocturne : pas d'éruption.

Après 2 piqûres, disparition complète des maux de tête ; la malade ne revient plus.

Observation XVIII

D... Henri, homme, 26 ans, tailleur. Chancre à 18 ans, plaques muqueuses à 21 ans au régiment, traitées par les pilules.

Etat actuel, février 1899 : syphilides palmaires datant de deux ans, plus ou moins disséminées au milieu de durillons et de brûlures : signe d'Argyll-Robertson, myosis très marqué des deux yeux, diminution notable des réflexes patellaires, sans troubles de motilité ni de sensibilité.

Pas de modification du myosis ni des troubles des réflexes, mais malgré des irritations, disparition des syphilides palmaires après 30 piqûres bien supportées.

Revu en juillet 1901, n'a suivi aucun traitement : les syphilides palmaires n'ont pas reparu.

Observation XIX

J... femme, 30 ans. Accidents syphilitiques de la bouche en octobre 1898, consécutivement à des soins donnés par un dentiste.

Etat actuel, avril 1899. Plaques muqueuses hypertrophiées sur les piliers et le voile du palais, ulcération de l'amygdale gauche.

Après 10 piqûres, amélioration de tous ces accidents, guérison définitive après 30 piqûres bien supportées.

Observation XX

R..., femme. 32 ans. Début des accidents inconnu.

Etat actuel, juillet 1899. Ganglions inguinaux, bilatéraux, sans trace de chancre : roséole généralisée, mais surtout sur les membres inférieurs, plaques muqueuses sur l'amygdale droite, céphalalgies violentes et nocturnes.

Cessation des maux de tête après la 2e piqûre, disparition complète de tous les accidents après 30 piqûres bien supportées.

Observation XXI

D... Madeleine, femme, 39 ans. Pas de renseignements sur le début des accidents.

Etat actuel, juillet 1899. Syphilides érythémateuses, papuleuses généralisées et datant de six semaines, confluentes et pigmentées en certains endroits.

Après quelques piqûres, effacement de l'éruption et de la pigmentation.

Après 27 piqûres, il ne reste sur les jambes que quelques taches couleur jambon fumé.

La malade cesse volontairement le traitement.

Observation XXII

C..., homme, 43 ans, syphilis datant de 17 ans, soignée pendant 10 ans.

Etat actuel, juillet 1899. Douleurs dans les jambes depuis quatre ans, amaigrissement considérable, myosis bilatéral très marqué, un peu d'embarras de la parole, rictus, faiblesse génitale avec pertes nocturnes. Paraît plutôt paralytique que tabétique.

Après quelques piqûres, cessation des douleurs des jambes; les autres signes persistent encore.

28 piqûres bien supportées.

Revu en 1901, n'a plus senti les douleurs.

Observation XXIII

A... Paul, homme, 43 ans. Chancre de la verge il y a 20 ans, après éruption généralisée; s'est traité pendant 1 mois. En 1889, douleurs fulgurantes autour des articulations des membres inférieurs: en 1890, apparition de troubles vésicaux, surtout d'incontinence nocturne d'urine; depuis deux ans ne peut marcher dans l'obscurité.

Etat actuel, août 1899 : Signe de Westphal, signe de Romberg, signe d'Argyll-Robertson, myosis, effondrement des jambes dans la station debout : douleurs fulgurantes en ceinture ; douleurs dans la région externe des membres inférieurs, amnésie.

Diminution notable de tous les accidents après 5 piqûres 29 piqûres bien supportées.

Revient en 1900, et 1901 demander le traitement qui, dit-il, le soulageait. Reçoit deux nouvelles séries de 24 et de 25 piqûres bien supportées.

Observation XXIV

B..., femme, 46 ans. Début des accidents ignoré.

Etat actuel, septembre 1899 : Plaques muqueuses à la vulve : éruption papuleuse généralisée : céphalées nocturnes ; ulcérations de la gorge.

Rapide disparition des accidents après quelques piqûres.

Guérison complète après 29 piqûres bien supportées.

Observation XXV

G..., femme, 52 ans. Début des accidents inconnu.

Etat actuel, octobre 1899 : Eruption papuleuse très intense et généralisée : ganglions cervicaux, mauvais état général.

Après quelques piqûres amélioration rapide des accidents et affaissement des papules.

Les ganglions ont disparu, et il ne reste qu'une légère pigmentation au niveau des papules après 30 piqûres, bien supportées.

Revue un an après : a engraissé de dix livres : l'état général est bon : présente une syphilide papulo-squameuse à la partie supérieure du front : elle demande de nouveau le traitement.

Disparition complète de la syphilide après 20 nouvelles piqûres bien supportées.

Nota. — Malgré l'âge avancé et le mauvais état général de la malade, le traitement a été efficace et bien toléré.

Observation XXVI

L..., femme, 33 ans, alcoolique, fille publique. En février 1899 chancre de la vulve, avec céphalalgie violente : a suivi un traitement mercuriel.

Etat actuel, juin 1899 : Eruption généralisée de papules larges, très saillantes et cuivrées ; céphalalgie intense surtoutt nocturne : alopécie, plaques muqueuses sur les amygdales, état général cachectique.

Après quelques piqûres disparition des plaques muqueuses et de la céphalalgie ; affaissement des papules : arrêt de la chute des cheveux : amélioration de l'état général : augmentation de poids.

Complètement guérie après 30 piqûres bien supportées.

Revient en octobre 1899 : présente des accidents de syphilis érythémateuse péribuccale qui disparaissent après quelques piqûres.

En reçoit une nouvelle série de 30, comme la première fois bien supportées.

Revue depuis, était bien portante et ne présentait aucune manifestation spécifique.

Nota. — Chez cette malade le traitement a été efficace, malgré un terrain peu favorable : la réapparition rapide des accidents est probablement due à des excès de toute sorte.

Observation XXVII

L... Victoire, femme, 32 ans. Il y a quatre ans chancre de la langue avec roséole : en 1897 papules sur les bras : exostose frontale : gomme sur le cuir chevelu.

Etat actuel, décembre 1899 : Plaques muqueuses hypertrophiques au creux de l'aisselle, et sur les bords de la langue : très mauvais état général : amaigrissement, fatigue.

Après la 3e piqûre amélioration des accidents ; après la 7e disparition des plaques de la langue.

Complètement guérie après 30 piqûres bien supportées.

L'état général est excellent.

Observation XXVIII

L..., homme, 25 ans. Chancre du scrotum probable.

Etat actuel, décembre 1899. Pléiade de ganglions inguinaux : éruption de papules confluentes sur le tronc et les bras : amygdales énormes, rouges, ligneuses : céphalalgie intense à recrudescence vespérale.

Après la 4e piqûre disparition complète des maux de tête et amélioration notable des autres accidents.

Complètement guéri après 19 piqûres bien supportées.

Nota. — Malgré de nombreuses dents cariées, et un liséré gingival très marqué, ce malade n'a pas eu de stomatite.

Observation XXIX

P..., femme, 34 ans.

Etat actuel, février 1900 : Chancre vulvaire : adénopathie inguinale : plaques muqueuses vulvaires et amygdaliennes. Après la 17e piqûre le chancre est en voie de cicatrisation ; les plaques muqueuses sont beaucoup améliorées. Aucun accident ne subsiste après 22 piqûres bien supportées.

La malade cesse volontairement le traitement. Revue en octobre 1900 : ne présente aucune manifestation spécifique : n'a suivi aucun traitement.

Observation XXX

T... Albert, homme, 21 ans. Chancre de la verge en 1898 : après, roséole généralisée, plaques muqueuses aux lèvres, à la face interne des joues et à l'anus ; céphalées violentes. En février 1900 périostite frontale, guérie par les frictions.

Etat actuel, avril 1900 : La périostite a réapparu.

Complètement guéri après 29 piqûres bien supportées.

Observation XXXI

R... Marie, femme, 29 ans. Chancre vulvaire en février 1900.

Etat actuel, mai 1900 : Eruption généralisée sur tout le corps : plaques muqueuses à la gorge : ganglions cervicaux. Amélioration de ces accidents après 8 piqûres.

Guérison complète après 29 piqûres bien supportées.

Revue en octobre 1900, ne présente aucune manifestation.

Nota. — Malgré un état défectueux de la bouche, cette femme n'a pas eu de stomatite.

Observation XXXII

C... homme, 53 ans. Chancre de la paupière en 1885.

Etat actuel, août 1900. Syphilides palmaires papulo-squameuses : vue brouillée depuis février 1900.

Après 3 piqûres, disparition des syphilides.

La vue est normale après 29 piqûres bien supportées.

Observation XXXIII

R..., homme, 39 ans. Chancre en 1885, suivi de plaques muqueuses dans la bouche ; n'a suivi aucun traitement.

En août 1900, subitement a eu de l'ictus laryngé et de la paraplégie droite presque totale : soigné à l'hôpital Saint-Antoine par les frictions mercurielles.

Etat actuel, septembre 1900 : Embarras léger de la parole,

diminution de la mémoire : main droite inhabile, jambe du même côté faible et traînante.

Dès la 4e piqûre, retour des forces dans les membres : la mémoire est meilleure, la parole plus facile.

La marche et le travail sont possibles, la parole est normale, mais la mémoire est encore affaiblie après 29 piqûres bien supportées.

Observation XXXIV

B..., homme, 47 ans. Chancre en 1895.

Etat actuel, septembre 1900. Céphalée fréquente surtout le matin : insomnie, inégalité pupillaire : douleur intercostale droite.

Disparition complète de tous les accidents sauf de la douleur après 30 piqûres bien supportées.

Observation XXXV

L..., homme, 42 ans. Chancre il y a quelques années suivi d'accidents secondaires multiples.

Etat actuel, octobre 1900 : Nombreuses plaques muqueuses de la langue et de la gorge.

Après la 3e piqûre disparition presque complète des plaques : après la 5e guérison absolue.

28 piqûres bien supportées.

Observation XXXVI

L..., homme, 27 ans. Début des accidents inconnu.

Etat actuel : octobre 1900. Eruption papuleuse sur tout le corps : plaques muqueuses anales et scrotales.

Après la 3e piqûre affaissement des papules ; amélioration des plaques.

Après 12 piqûres bien supportées le malade se croyant guéri cesse volontairement le traitement.

Observation XXXVII (Personnelle).

R..., homme, 26 ans, représentant de commerce de vins, marié.

Etat actuel, octobre 1900. Chancre induré de la verge datant d'un mois, adénopathie inguinale considérable : roséole avec macules larges, jambonnées : plaques muqueuses sur les amygdales et adénopathie cervicale, céphalées violentes avec insomnie.

Dès la 4e piqûre disparition de l'éruption et des plaques muqueuses.

Après la 6e, plus d'insomnie ni de céphalée.

30 piqûres bien supportées.

Soumis en janvier 1901 aux pilules de protoiodure, il les tolère mal ; elles lui occasionnent des nausées, de la stomatite et de la fétidité de l'haleine.

Revu en avril 1901, présente une éruption papuleuse en placards légers, diagnostiquée par le docteur Darier à qui on l'avait envoyé, roséole de retour.

Revu en octobre 1901, ce malade est bien portant et ne présente aucune manifestation spécifique.

Il nous dit que sa femme est enceinte de deux mois et demi ; jusqu'ici la grossesse n'a rien offert d'anormal.

Nota. — Cet homme qui, au début de la maladie, avait maigri de 2 kilogrammes, pesait de nouveau, après avoir subi notre traitement, 70 kilogrammes, son poids normal.

Observation XXXVIII

J..., homme, 35 ans. Début des accidents inconnu.

État actuel, novembre 1900 : Éruption légère papulo-squameuse, surtout sur la poitrine et les bras. Plaques muqueuses sur les piliers du palais et les amygdales. Alopécie légère.

Complètement guéri après 30 piqûres bien supportées.

Observation XXXIX

S..., homme, 19 ans.

État actuel, décembre 1900 : Chancre de la verge, adénopathie inguinale, céphalée, roséole généralisée, plaques muqueuses du voile du palais et des amygdales.

Amélioration rapide de ces accidents dès les premières piqûres.

Disparition complète après 28 piqûres bien supportées.

Observation XL

M... Louise, femme, 18 ans. Chancre en janvier 1900.

État actuel, janvier 1901 : Plaques muqueuses de la langue, des joues et de la vulve.

Après 18 piqûres il reste à peine deux petites érosions vulvaires.

Complètement guérie après 29 piqûres bien supportées.

Revue en août 1901, ne présente aucun accident.

Observation XLI (Personnelle).

L..., femme, 47 ans : probablement chancre de la vulve en 1890.

Etat actuel, mars 1901 : céphalalgie intense depuis deux mois; hémicránie gauche parfois intolérable, ophtalmoplégie bilatérale interne et externe, complète du côté gauche avec ptosis et mydriase; abolition des réflexes palpébraux. Ces phénomènes oculaires ont été diagnostiqués par M. Dupuy Dutemps qui les considère comme étant d'origine syphilitique.

Après la 6e piqûre, disparition du ptosis et de la paralysie, la paupière se relève, les pupilles sont presque égales, les mouvements du globe oculaire sont revenus.

Après la 10e piqûre l'œil est presque normal ; la malade cesse volontairement le traitement.

Nota. — Cette femme se trouvait dans un état cachectique très prononcé lorsqu'on a institué le traitement ; elle avait une stomatite en pleine évolution, une haleine fétide, des dents déchaussées et du tartre en abondance ; comme toujours les piqûres ont été bien supportées et n'ont déterminé aucun phénomène d'intoxication.

Observation XLII (Personnelle).

B..., bonne, 26 ans. Chancre en 1900.

Etat actuel, mars 1901 : Faiblesse générale, glossite tertiaire.

Après la 11e piqûre la langue est presque revenue à son état normal ; l'état général s'est presque amélioré.

20 piqûres bien supportées.

Observation XLIII (Personnelle).

C... Marguerite, 24 ans. Pas de renseignements sur le début des accidents.

Etat actuel, mars 1901 : Céphalalgie violente, alopécie, éruption papulo-crustacée de la tête, plaques muqueuses buccales et pharyngées.

Après la 5e piqûre, disparition des maux de tête, arrêt de l'alopécie.

Après 10 piqûres bien supportées, la malade cesse volontairement le traitement.

Observation XLIV (Personnelle).

P..., homme, 29 ans, garçon de salle. Chancre sur une coupure ancienne de l'éminence thénar gauche.

Soigné chirurgicalement sans résultat, suivi de roséole et d'adénopathie axillaire.

Etat actuel, juillet 1901 : Syphilides papuleuses sur tout le corps, plaques muqueuses sur les amygdales et les piliers du voile du palais, alopécie, laryngite spécifique.

Dès les premières piqûres, amélioration de la voix.

Après la cinquième, disparition presque complète de la laryngite et des plaques muqueuses.

Après la douzième, voix absolument normale.

Après la quinzième, ne présente plus aucun accident.

30 piqûres bien supportées.

Observation XLV (Personnelle).

D..., homme, 32 ans, garçon d'hôtel. Chancre en 1891 avec céphalalgie, roséole, alopécie.

Etat actuel, juillet 1901 : céphalalgie, surtout le matin, papule rouges sur le front, alopécie.

Après 11 piqûres diminution des maux de tête.

Guéri après 16 piqûres bien supportées.

Observation XLVI (Personnelle).

P..., femme, 29 ans, mariée. Début des accidents inaperçu.

Etat actuel, juillet 1901. Eruption papulo-squameuse couleur cuivrée, abondante surtout sur la poitrine et les membres.

Après la quatrième piqûre disparition des squames ; les papules ont pâli.

Guérie après 33 piqûres bien supportées.

Observation XLVII (Personnelle).

P... Marthe, femme, 19 ans. Chancre en 1900 avec roséole ; traitée dans le service de M. le docteur Labadie-Lagrave avec des injections de cyanure de mercure, est sortie complètement guérie.

Etat actuel, août 1901. Plaques muqueuses de la gorge et la bouche.

Après quelques piqûres amélioration rapide des accidents.

Après 12 piqûres bien supportées, la malade cesse volontairement le traitement.

Observation XLVIII (Personnelle).

P..., femme, 30 ans. Pas de renseignement sur le début des accidents.

Etat actuel, septembre 1901. Très profonde fissure sur la moitié gauche de la langue, unique, surmontée d'une saillie arrondie et dure gênant les mouvements, perte de l'appétit, fatigue, faiblesse générale.

Dès la troisième piqûre amélioration de l'état de la langue, retour des mouvements, de l'appétit, relèvement de l'état général et du poids.

Après 24 piqûres bien supportées la malade cesse volontairement le traitement.

Nota. — Malgré des dents cariées et déchaussées, il n'y a pas eu de stomatite.

OBSERVATION XLIX (Inédite).

(Due à l'obligeance de M. le docteur Magdelaine).

X..., fumeur endurci. Syphilis en 1887, marié, un enfant de deux ans bien portant.

Etat actuel (1901). De passage à Paris vient nous consulter. Syphilides circinées du gland et du scrotum, glossite tertiaire avec aspect vernissé de la face interne des joues et de la langue.

Ne peut recevoir que dix piqûres après lesquelles disparition des syphilides du gland et du scrotum, amélioration de la bouche, l'aspect blanchâtre et vernissé de la muqueuse a notablement diminué.

Pendant le traitement le malade n'a pas cessé de fumer.

Dans les quelques observations qui suivent il s'est produit quelques incidents pendant la durée du traitement.

OBSERVATION L

(Incident).

E..., Charlotte, femme, 39 ans, blanchisseuse, alcoolique. Chancre buccal probable.

Etat actuel, décembre 1899, pléiade ganglionnaire du cou avec un ganglion sous-maxillaire énorme, plaques diphtéroïdes avec véritables fausses membranes sur les piliers, le voile du palais et la paroi postérieure du pharynx, éruption de macules et de papules sur tout le corps, datant de cinq semaines, céphalalgie très intense, douleurs dans les membres.

Dès la troisième piqûre diminution considérable du ganglion sous-maxillaire. Après la quatrième, disparition de la céphalalgie et des douleurs, après la sixième, plus de ganglions, amélioration de la gorge, l'éruption très atténuée est en voie d'effacement.

36 piqûres.

Revient en avril 1900, plaques muqueuses de la gorge avec érythème spécifique autour de la bouche et des paupières, iritis de l'œil gauche.

Reprise des piqûres. Dès la troisième, disparition de l'iritis, amélioration des plaques, la malade cesse volontairement le traitement.

Revue en septembre 1900, nouvelles plaques diphtéroïdes, engorgement des ganglions sous-maxillaires, desquamation de la paume des mains entretenue par la profondeur.

Complètement guérie après une nouvelle série de 36 piqûres.

Revue en juin 1901, syphilides palmaires en plaques, à bords assez nets, à fond rosé, avec exfoliation de l'épiderme.

Redemande le traitement. Amélioration rapide de tous les accidents après quelques piqûres et après une série de 26, il ne reste aucune trace de syphilides palmaires.

Nota. — Malgré un traitement par les pilules suivi dans l'intervalle des piqûres il y a eu chez cette malade de nombreuses récidives : le cyanure a été moins efficace. D'autre part on a observé trois fois quelques heures après la piqûre des phénomènes d'intoxication mercurielle (coliques, ténesme, diarrhée et selles glaireuses). Le traitement a cependant été continué et les accidents d'empoisonnement n'ont plus reparu. On pourrait peut-être penser que l'alcoolisme a favorisé leur production aussi bien que la récidive des manifestations spécifiques.

Observation LI

D..., femme, 29 ans, chancre en 1893.

Etat actuel, décembre 1900 : syphilides papulo-croûteuses de la face et du dos.

Dès les premières piqûres chute des croûtes, commencement de régression des manifestations cutanées.

Après 18 piqûres, la malade cesse le traitement.

Nota. — Cette malade a parfois ressenti de la douleur au niveau de la piqûre, et en même temps des coliques, des selles glaireuses et des vomissements.

Observation LII
(Incident)

T..., homme. Chancre en 1897 suivi de roséole : traité par les pilules et 10 piqûres de calomel.

Etat actuel, juin 1900 : céphalée violente et plaques muqueuses datant de 15 jours.

Guérison complète après 21 piqûres : il cesse le traitement.

Nota. — Après la dernière piqûre ce malade a eu de la diarrhée et des coliques : il nous a dit avoir mangé des moules au repas qui la précédait.

Observation LIII
(Incident)

R... Valentine, femme, 30 ans, modiste. Chancre en juin 1900.

Etat actuel, août 1900. Eruption rubéoliforme sur la poitrine.

Après quelques piqûres, on doit cesser le traitement à cause de coliques survenant quatre ou cinq heures après l'injection.

Revient en janvier 1901 : plaques vulvaires.

Disparition de ces plaques après 10 piqûres, cette fois bien supportées.

Nota. — La cause de ces accidents est inconnue ; il est à remarquer cependant qu'ils ne se sont pas reproduits.

Observation LIV (Personnelle)
(Incident)

D.., femme, 41 ans, culottière. Chancre en 1894 : après roséole et céphalées violentes. A eu de l'albuminurie à la suite d'un traitement par les pilules.

Etat actuel, février 1901 : syphilides papulo-squameuses, croûteuses, en forme de bouquet, à l'angle du nez, derrière l'oreille droite, au bras, au sein, sur l'omoplate gauche et aux pieds.

Après la première piqûre faite par erreur avec une aiguille non stérilisée, empâtement considérable de la fesse gauche avec douleur et chaleur : il disparaitaprès quelques pansements humides.

Continuation du traitement dans la fesse saine, sans aucune réaction, et sans albuminurie.

Dès la 3e piqûre : amélioration considérable des accidents la malade se croyant guérie cesse le traitement.

Revient en avril 1901 : gomme ulcérée de la partie interne de la plante du pied droit ; céphalées nocturnes ; syphilides du cuir chevelu, roséole disséminée sur le corps.

Après la 10e piqûre : disparition des syphilides, et des céphalées ; la gomme se cicatrise ; après la 15e elle est presque cicatrisée.

Nota. — Cette malade était d'une propreté douteuse, et cet état a pu peut-être, dans une certaine mesure, aider à la production de la réaction, qui d'ailleurs ne s'est plus reproduite.

CONCLUSIONS

1° La méthode hypodermique dans le traitement mercuriel semble pouvoir être généralisée à un plus grand nombre de cas.

2° Les reproches qu'on lui a faits (douleurs violentes et quelquefois intolérables, abcès, stomatites, embolies et parfois même la mort) n'auront plus leur raison d'être lorsqu'on aura supprimé les inconvénients qui jusqu'ici lui semblaient inhérents.

3° L'emploi des sels solubles a déjà fait faire un grand pas dans ce sens en réduisant les accidents.

4° Parmi les sels solubles, le cyanure de mercure paraît réunir le plus grand nombre d'avantages et il semble devoir être préféré à cause de la facilité de sa préparation et de sa conservation.

5° Ce composé, dérivé du cyanogène, considéré comme très vénéneux, ne nous a jamais donné de cas d'intoxication.

6° Les accidents très rares que nous avons observés,

sont d'ordre mercurie et n'ont pas entravé la continuation du traitement.

7° Son emploi n'est pas douloureux, la sensibilité est très favorablement modifiée, et sans aucun danger, par l'adjonction de cocaïne.

8° Son efficacité est des plus grandes, et il est absorbé très rapidement, car les rares phénomènes de réaction observés se sont produits généralement quelques heures après l'injection.

9° Le cyanure de mercure est applicable à tous les cas de syphilis.

10° Son action n'est pas seulement efficace sur les accidents secondaires qu'elle fait disparaître de la façon la plus rapide.

11° Elle s'étend encore aux manifestations de la période tertiaire (syphilides croûteuses, rupiacées, palmaires, syphilis oculaire, accidents nerveux syphilitiques. Voir les observations).

12° En résumé il semble être le sel présentant peut-être le minimum d'inconvénients avec le maximum d'efficacité.

BIBLIOGRAPHIE

ABADIE. — *Annales de dermatologie* (1896).
BARACCO. — *Broch. Bologne* (1896).
BERGER. — *Progrès Médical* (1896).
BERNARDBERG et DUBARRY. — *Normandie médicale* (1896).
BOER. — *Therapeutische Monatschrift* (1896).
CHEVALLEREAU. — In *Traité de Thérapeutique* de M. Robin.
CHIBERT. — *Archives d'ophtalmologie* (1894).
CULLINGROORTH. — *The Lancet* (1874).
DAVIER. — *Gazette des hôpitaux* (1894).
DECHAMBRE. — *Dictionnaire des sciences médicales.*
DIEUPART. — *Thèse*, Paris (1900).
DORVAULT. — *L'officine.*
FOURNIER. — *Traitement de la syphilis* (1893).
GALEZOWSKI. — *Progrès Médical* (1882).
GAUCHER. — *Société médicale des hôpitaux* (1899).
GLAGOLFF. — *Journal de médecine militaire russe* (1894).
GUNTZ. — *Wiener Medical Presse* (1880).
HALLOPEAU. — *Thèse d'agrégation* (1878).
HALLOPEAU. — *Société de dermatologie* (1896).
KALT. — In *Traité de thérapeutique* de M. Robin.
LAPEYRE. — *Thèse*, Paris (1901).
LEWIN. — *Berliner Klinische Wochenschrift* (1876).

MANDELBAUM. — *Vierteljahrschrift für Dermatologie und Syphilis* (1878).

MANDELBAUM. — *Monatschrift für pratik. Dermatologie* (1886).

MANQUAT. — In *Traité de thérapeutique* (1900).

MAURANGE. — *Gazette hebdomadaire de médecine et de chirurgie* (1897).

ORDMANSON. — *Nordiskt médicalen Archiven* (1897).

PORTALIER. — *Annales de dermatologie* (1896).

PROCKOROFF. — *Vratch*, nº 3 (1885).

RECLUS. — *Semaine médicale* (1893).

RENAUT. — *Journal des Praticiens* (1895).

RENAUT. — *Presse Médicale* (1899).

ROCHON-DUVIGNAUD. — *Journal des Praticiens* (1896).

SIGMUND. — *Wiener medical Wochenschrift* (1876).

VARET. — *Thèse*, Paris, 1895.

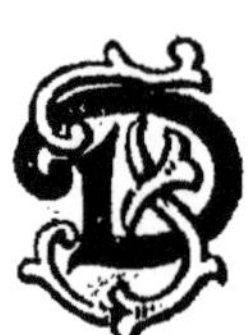

BUZANÇAIS (INDRE), IMPRIMERIE F. DEVERDUN.

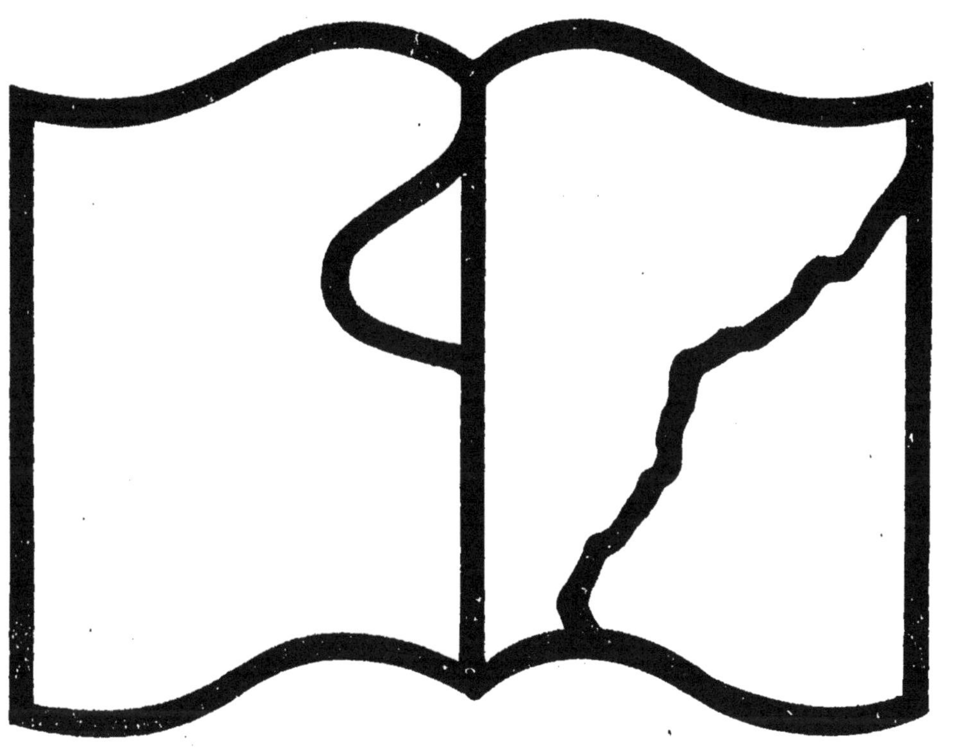

Texte détérioré — reliure défectueuse

NF Z 43-120-11

www.ingramcontent.com/pod-product-compliance
Ingram Content Group UK Ltd.
Pitfield, Milton Keynes, MK11 3LW, UK
UKHW020426230726
13925UKWH00004B/1621

9 782013 604758